PUBLICATIONS DE LA SOCIÉTÉ FRANÇAISE D'HYGIÈNE

L'HYGIÈNE DANS LA POLOGNE RUSSE

RAPPORT

SUR

L'EXPOSITION D'HYGIÈNE

DE VARSOVIE

(WYSTAWA HYGIENICZNA 1887)

PAR LE

Dr E. MONIN

Ancien Interne des hôpitaux de Paris
Secrétaire de la Société d'hygiène
Lauréat de la Faculté de médecine et de l'Institut des Enfants de Paris
Membre titulaire ou honoraire de diverses Sociétés savantes françaises et étrangères
Membre de la Société des gens de lettres, de l'Association internationale, etc.

PARIS

AU BUREAU DE LA SOCIÉTÉ
10, RUE DU DRAGON, 10

1888

PUBLICATIONS DE LA SOCIÉTÉ FRANÇAISE D'HYGIÈNE

JOURNAL D'HYGIÈNE

CLIMATOLOGIE

EAUX MINÉRALES, STATIONS HIVERNALES ET MARITIMES, ÉPIDÉMIOLOGIE

Bulletin des Conseils d'Hygiène et de Salubrité

PUBLIÉ PAR

Le Dr Prosper DE PIETRA SANTA

RAPPORT

SUR

L'EXPOSITION D'HYGIÈNE

DE VARSOVIE

(WYSTAWA HYGIENICZNA 1887)

IMPRIMERIE CENTRALE DES CHEMINS DE FER. — IMPRIMERIE CHAIX
RUE BERGÈRE, 20, PARIS — 26206-7.

PUBLICATIONS DE LA SOCIÉTÉ FRANÇAISE D'HYGIÈNE

L'HYGIÈNE DANS LA POLOGNE RUSSE

RAPPORT

SUR

L'EXPOSITION D'HYGIÈNE

DE VARSOVIE

(WYSTAWA HYGIENICZNA 1887)

PAR LE

Dr E. MONIN

Délégué du Ministère de l'Instruction publique
Lauréat et Secrétaire de la Société française d'hygiène,
Médecin-Inspecteur des Écoles de Paris,
Membre et lauréat de plusieurs Sociétés savantes françaises et étrangères,
Membre de la Société des gens de lettres et de l'Association littéraire internationale
Membre et rapporteur des jurys d'hygiène aux Expositions internationales
(Paris 1885 et 1886, Havre 1887 etc.),
Membre du jury d'admission de l'Exposition universelle de 1889,
du Comité de l'Exposition de Barcelone, etc., Officier de l'Instruction publique.

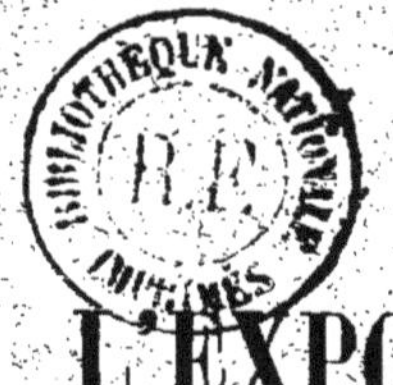

PARIS

AU BUREAU DE LA SOCIÉTÉ

30, RUE DU DRAGON, 30

1888

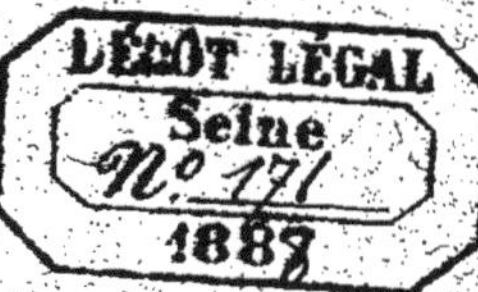

A MES CONFRÈRES

POLONAIS D'ORIGINE

Exerçant la médecine en France

ET NOTAMMENT

Aux Confrères et Amis de Paris

MM. LES Drs BABINSKI, DZIEWONSKI,
GODLEWSKI, GORECKI, LANDOWSKI, PIETKIEWICZ,
WITKOWSKI, ETC., ETC.

CE RAPPORT EST DÉDIÉ

Paris, 26 décembre 1887.

RAPPORT

SUR

L'EXPOSITION D'HYGIÈNE

DE VARSOVIE

(WYSTAWA HYGIENICZNA 1887)

I. — Généralités.

La population de la ville de Varsovie, qui, au jour du dernier recensement officiel, opéré le 9 février 1882, était de 381,324 habitants, atteint maintenant (juin-juillet 1887) 437,000 h. : ce qui, en dehors du chiffre élevé des naissances polonaises, accuse une très forte immigration de l'extérieur.

D'après les recherches de M. Danielewicz, président du Comité de statistique de l'exposition de Varsovie, la durée moyenne vitale est, pour l'âge de 10 ans, de 43,77, et de 34,17 pour l'âge de 20 ans. (De nombreux travaux graphiques, concernant la mortalité et la morbidité varsoviennes, figuraient à la *Wystawa*, sous la signature du Dr Szumlanski : nous ne saurions les reproduire ici ; mais nous devons les signaler aux statisticiens.)

Les Juifs forment, à Varsovie, un tiers du chiffre total des habitants. A part des exceptions (dont le chiffre ne dépasse guère 20 p. 100), ils vivent dans les conditions d'hygiène les plus déplorables. Le quartier où grouillent

les juifs est une agglomération de taudis méphitiques et
insalubres, sans eau, sans cabinets d'aisances, sans plan-
chers, encombrés des débris alimentaires et des résidus
les plus immondes. Le « *quartier juif* » est, pour Varsovie,
une continuelle menace d'épidémies, et il en est à peu
près ainsi partout, en Pologne. (La population de cet ex-
royaume est de près de 8 millions d'habitants, dont les
Juifs forment près d'un huitième).

Les vicissitudes politiques inouies de cette contrée
nous expliquent pourquoi (malgré la valeur cérébrale de
la race polonaise et la moyenne élevée de l'instruction) les
institutions d'hygiène et d'économie sociale s'y trouvent
si peu développées : « Il est fort regrettable, comme le
disait, à ce propos, le Dr W. Lubelski (1), que le clergé,
si puissant chez les catholiques et chez les Israélites polonais, non seulement ne contribue guère à propager les
notions de l'hygiène, mais se trouve même, presque toujours, opposé avec les principes élémentaires de cette
science. »

Cependant, une bonne culture hygiénique individuelle,
et la stricte application, dans les villes, des principes con-
temporains de la science et de la police sanitaires (eaux
potables, égouts, évacuation des immondices, hygiène
bromatologique, etc.), auraient, dans ce pays, qui est une
sorte de trait d'union entre l'Orient et l'Occident, une
influence générale et civilisatrice de premier ordre. La
Pologne *hygiénisée* (si j'ose user de ce néologisme) serait
capable de servir de barrière aux diverses épidémies, *toujours importées d'Asie,* qui viennent visiter la vieille
Europe : peste, typhus, choléra, diphtérie, fièvres érup-
tives... Au contraire, la Pologne sans hygiène, fournit à
tous ces fléaux des moyens d'expansion, des aliments où
ils viennent puiser, sans cesse, de nouvelles forces et
entretenir ainsi leur vie épidémique...

---

(1) *Congrès d'hygiène* du Trocadéro 1878 (international).

Pour ce qui est de Varsovie elle-même, l'hygiène permettrait à son habitant de lutter efficacement contre les fièvres palustres et contre la fièvre typhoïde. Les fièvres intermittentes, fréquentes en cette ville, tirent évidemment leur origine de la pollution des eaux de boissons. L'eau potable, en effet, vient de la Vistule (11 litres par jour et par habitant) : elle renferme, parfois, de nombreuses traces de matières organiques, et ses propriétés miasmatiques n'ont jamais été modifiées par aucun assainissement hydraulique. Quant aux eaux de puits, que boivent encore certains quartiers, elles sont ignoblement infectées par l'état de perméabilité constante des latrines (1) et par les infiltrations de matières fécales : le bacille de la fièvre typhoïde vit admirablement dans ce milieu, éminemment pathogène. —

Il est malheureusement difficile d'espérer de sérieuses améliorations dans la police sanitaire de la grande cité polonaise. Varsovie ne peut posséder, en effet, ni voirie, ni administration communale. L'enlèvement des immondices se fait par les concierges ou gardiens des maisons ! Quant à la municipalité, le gouvernement russe a refusé à la ville tout conseil municipal, *même imposé* par lui. Tout se centralise donc à Pétersbourg, et personne n'ignore, hélas ! les lenteurs de l'Administration en Russie . . .

. . . .
. . . .
. . . .
. . . .

Il paraissait difficile (pour bien des raisons politiques et autres sur lesquelles il ne nous est point permis d'insister), il paraissait difficile, dis-je, d'organiser une *Exposition polonaise*, et surtout une *Exposition d'hygiène*! Aussi, lorsque cette idée germa dans la tête de **M. Polak**, médecin

---

(1) ... lorsqu'elles existent : *fait rare*, il faut malheureusement le dire (car elles manquent dans les 4/5 des maisons actuelles)...

de l'Enfant-Jésus, directeur du service vaccinal et rédacteur en chef de la Revue d'hygiène populaire « *Zdrowie* »
(la Santé), tout le monde crut à une folle mystification.
« Autant valait, disait-on, organiser en Sibérie un Salon
de peinture! » Et pourtant, elle fit bientôt son chemin, cette
idée folle, hardie, presque impossible eu égard aux conditions sociales, politiques et administratives spéciales au pays!
En peu de temps, M. Polak vit, en effet se grouper autour
de lui plus de 150 hommes de bonne volonté, qui, tous, s'ap-
pliquèrent à lui aplanir les difficultés. Grâce à des sous-
criptions volontaires, ils purent constituer un capital de
garantie. L'œuvre fut placée sous la protection de Mme la
comtesse Aug. Potocki, avec M. Szokalski comme président
et MM. Luczkiwicz, Grotowski, Janicki, comme vice-prési-
dents, M. Polak conservant la fonction de secrétaire général,
dont il s'est acquitté avec le zèle le plus méritoire. Cinq
comités se constituèrent, dont les présidents et les secré-
taires furent choisis, dans la mesure du possible, parmi
les personnes indépendantes, afin d'éviter toute collision
avec les autorités russes, — ce qui était surtout important (ainsi que nous le verrons), pour la section de l'enseignement.
Le 21 mai 1887, à 11 h. du matin, les portes de l'Exposition s'ouvraient sur la place Ujazdow. La bonne volonté
et l'énergie morale des organisateurs avaient triomphé de
tous les obstacles; et Varsovie avait l'honneur d'inaugurer
une Exposition technique d'ensemble que Paris n'a jamais
vue jusqu'ici, et que Berlin, Londres et Bruxelles avaient
été les seules villes de l'Europe à entreprendre!... Nous
ajouterons que la « *Wystawa hygieniczа w Warszawie* »
faisait, à côté de ses aînées, une excellente figure.
Loin d'être, comme la plupart des manifestations de
ce genre, une sorte de bazar industriel plus ou moins
incohérent, l'exposition d'hygiène de Varsovie présentait,
au plus haut point, le caractère sérieux et essentiellement
didactique et théorique qu'indiquait son titre. Les mem-

bres des comités avaient apporté un soin excessif à donner tous les renseignements possibles au grand public sur les objets exposés. Le plan architectural était aussi artistique que méthodique : fait rare dans les expositions quelles qu'elles soient, chaque objet se trouvait, dans chaque section, placé à sa vraie place.

Chacun des membres du comité organisateur s'occupait, exclusivement, d'un groupe spécial, *hors concours*, installé d'une façon absolument scientifique, et pour ainsi dire idéale. Cette intéressante innovation offrait, en quelque sorte, le précis hygiénologique parfait de chaque section. Cette préoccupation constante d'enseignement et de vulgarisation se reflétait dans un *catalogue* raisonné et fort clair : toutes les données théoriques de la science sanitaire se retrouvaient encore, répétées à l'envi, dans l'intérieur de la *Wystawa*, sous la forme de grands placards imprimés en lettres énormes. Autour des comités officiels et hors concours, venaient se grouper les exposants libres, dont les vitrines étaient nettement séparées de l'exposition, didactique et idéale, du comité de chaque section.

L'auteur de ce mémoire ne peut dissimuler sa satisfaction d'avoir assisté à une manifestation vraiment scientifique et désintéressée, sorte de vulgarisation par les yeux, qui tenait plus de la *leçon de choses* que du tournoi industriel proprement dit... L'exposition étant exclusivement polonaise, un rapport fait sur elle peut, à bon droit, s'intituler : « *l'Hygiène dans la Pologne Russe.* »

Quant aux résultats matériels, ils ont été suffisants pour permettre l'installation prochaine, dans le jardin zoologique, d'un musée d'hygiène polonais.

La « *Wystawa hygienicza* » de Varsovie montre comment on peut, au milieu des difficultés les plus grandes, créer, à force d'énergie et de volonté, *viribus unitis*, une œuvre sérieuse et durable ! Cette manifestation scientifique remarquable a bien mérité de tous les gens de cœur et de progrès...

II. — Pavillon de la statistique.

Un élégant pavillon est bondé, pour ainsi dire, de cartes, plans, photographies, etc.., se rapportant à l'hygiène et à la démographie polonaises.

Six tableaux de M. Danielewicz représentent : la population de Varsovie (1882), la mortalité de cette ville (1886), les chiffres de décès causés par les trois grandes épidémies vulgaires (scarlatine, diphtérie, typhoïde), calculés par arrondissements et pour 100,000 âmes. En 1886, la plus grande mortalité par scarlatine a été dans les huitième, neuvième, dixième arrondissements, 10 à 12 cas pour 10,000 ; chiffres analogues pour la diphtérie dans les quatrième, huitième et douzième arrondissements ; par fièvre typhoïde, la plus grande mortalité a été de 8 à 10 par 10,000 dans les cinquième et sixième arrondissements.

D'autres tableaux nous montrent les entrées des malades aux hôpitaux, par mois, et *le rapport desdites entrées avec la température moyenne du mois*, pendant une période de six années, de 1879 à 1885, etc. ; la mortalité dans les hôpitaux ; les moyennes thermiques et les courbes météorologiques de Varsovie ; les plans du superbe établissement de Ciechocinek, avec ses baignoires en cuivre et ses murs en porcelaine ; la carte de Dombrowa par le Dr Kahl ; la carte des étiages de la Vistule, de 1860 à 1880 ; les tableaux graphiques des hauteurs barométriques quotidiennes pendant plusieurs années ; le *plan général en relief de la ville* ; l'appareil télégraphique en usage pour signaler les incendies sur différents points de la ville (*chaque rue de Varsovie possède son signe télégraphique spécial*, qui s'imprime automatiquement à l'aide d'un aldhabet de points et de lignes en couleur).

III. — Hygiène scolaire.

Cette section comprenait un pavillon unique, mais bien remarquable et bien complet. C'était une sorte d'*École modèle*, reproduction typique d'un établissement privé de Varsovie, l'école de M. Gorski, installée par les soins du Dr Roman Jasinski, hygiéniste, de M. Rycerski, ingénieur, et de M. Gorski, pédagogue ; elle comprenait tout ce qui constitue, pour nous autres médecins, une école « selon l'hygiène. »

Le *plancher* est en chêne plein, de 4 centimètres 1/2 d'épaisseur et ces diverses pièces se trouvent exactement emboîtées, de sorte qu'elles ne laissent entre elles aucune fissure : Le bois est, du reste, recouvert d'une sorte d'enduit hydrofuge à base d'huile de lin, que l'on peut laver à grande eau et que l'on n'a besoin de renouveler que rarement.

Les *bancs* sont du système Gostynski. Ce modèle n'est pas connu chez nous : je ne l'ai point vu, non plus, figurer parmi les quatre-vingt-dix et quelques bancs d'école, qui ornent l'*Hygiene-Museum* du professeur Koch, à Berlin. Voici sa description sommaire : Le banc présente un *dossier*, composé de trois travées et absolument fixe ; dans ce dossier glisse, par son propre poids, le *siège*, formé aussi de trois travées, dont la dernière est légèrement déclive : le tout s'adapte exactement (comme j'ai pu m'en rendre compte), à la musculature infantile.

Quant à la *table* scolaire, elle se soulève entièrement au moment du nettoyage de l'École. La monture du banc est en fer forgé et la table en chêne ciré. Chose excellente, selon l'âge de l'enfant, il y a *sept types de bancs différents*.

Les *fenêtres* de l'École s'élèvent jusqu'au plafond ; leurs persiennes sont en verre, pour assurer la ventilation et n'intercepter en rien la lumière... Celle-ci est, naturellement, latérale gauche, et l'École se trouve orientée de telle sorte que, les stores se levant de bas en haut, jamais le soleil ne vienne offenser la vue des enfants.

Sur les *murs* de l'École, apparaissent des cartes géographiques, tableaux d'histoire naturelle, plans et reproductions photographiques des Écoles (parmi eux, les plans de l'École Monge, considérée comme *modèle* par les hygiénistes); les tables de De Wecker, pour apprécier l'acuité visuelle et la sensibilité aux couleurs. Le Dr Jasinski a photographié lui-même un jeune garçon, représentant les diverses *positions vicieuses* et anormales pendant l'écriture. Ces déformations vertébrales par attitudes scolaires vicieuses étaient, à mon sens, tellement intéressantes et bien faites, que j'ai tenu à ce qu'elles figurassent de nouveau, au pavillon de la ville de Paris, dans notre *Exposition d'hygiène de l'enfance*, avec leur épigraphe vraiment topique :

« *Gutta cavat lapidem, non vi, sed sæpe cadendo.* »

Dans la même salle, se trouve exposés les travaux divers de l'École professionnelle de Varsovie; les *cartes en relief* de M. Nowicki pour les aveugles, avec différentes espèces de clous pour figurer les frontières, villes, montagnes etc.; les *appareils à règle glissante* et divers systèmes fort ingénieux pour apprendre l'écriture, la lecture et l'arithmétique aux aveugles.

On remarque aussi une vingtaine de systèmes différents de *bancs* scolaires, parmi lesquels je citerai ceux de Kaiser, de Kunze et celui des écoles israélites de Francfort sur Oder. Divers de ces bancs sont munis de ce que les Allemands nomment les « *Grade-halter* », sortes d'appareils à redressement forcé, pour les enfants qui se penchent habituellement en avant, en écrivant. Parmi ces appareils, *destinés à la prévention de la myopie scolaire*, aucun ne m'a semblé pratique : le moins mauvais est encore celui qui prend son point d'appui, en arrière, sur les épaules, parce qu'il ne gêne point les mouvements du thorax, et qu'il est incapable d'entraver la respiration chez l'écolier.

Parmi les nombreux tableaux destinés à l'instruction et à l'éducation infantiles, j'ai à citer la *carte ethnographique* de la Pologne, où Mme Woycicka a représenté, sous une forme figurée très artistique, et très gaie, les mœurs, coutumes et industries diverses de l'ancien royaume de Pologne.

Les deux autres pièces annexes de la section pédagogique (même pavillon) comprenaient : une infirmerie modèle, avec trois lits d'enfants ; les appareils de gymnastique, escrime, patinage, canotage, sport vélocipédique, etc., et tout ce qui sert à combattre les funestes effets de la sédentarité sur les enfants, et à développer dès le jeune âge, la force, l'adresse, la volonté et l'énergie morales : la culture somatique est, d'ailleurs, très en honneur à Varsovie.

Je mentionnerai encore cinq *tableaux statistiques du Dr Julikowski*, de Radom, concernant la taille, l'acuité visuelle, la circonférence thoracique, l'état du système dentaire et les traces de scrofulose : tous documents recueillis avec soin sur 1000 élèves du lycée de la localité.

Un mot encore sur l'*hygiène intellectuelle* du petit Polonais. Au moment où la question du surmenage semble passionner, en France, les pédagogues et les médecins, je crois devoir insister sur un fait particulier, qui existe en Pologne Russe, et dont tous les parents constatent la néfaste influence sur le cerveau de leurs enfants. A partir de neuf ans, les enfants sont obligés, de par la loi, d'apprendre tout en langue russe, qui est la langue officielle du pays. Jusque-là, leur langue maternelle a toujours été le polonais, et ils n'ont jamais eu l'occasion de prononcer un mot en russe, ni de lire une lettre de l'alphabet spécial à cette nation. De plus, le génie des deux langues diffère encore davantage, si cela est possible, que leurs formes extérieures, le polonais étant le produit direct de la civilisation Romaine, tandis que le russe dérive entièrement de l'Orient. Les parents constatent si bien ces différences, qu'ils se plaignent tous (et à bon droit) que leurs petits soient contraints de si bonne heure, non à apprendre, mais à *savoir*, ce qu'ils appellent « une langue étrangère. »

On peut, toutefois, *surmener* le Polonais impunément, au point de vue cérébral; dès qu'il achève les premières étapes de son développement physique, ses facultés de réceptivité sont étonnantes, et n'ont d'égale que sa vive imagination. Quant aux aptitudes spéciales à cette race si vivante, elles apparaissent surtout dans les sciences mathématiques et naturelles, dont le jeune Polonais apprend et retient aisément les détails les plus arides. Son cerveau est précoce comme évolution, et apte, au plus haut point, à la gymnastique éducative et à la prématuration scientifique.

IV. — Section alimentaire.

Le pavillon de fer comprenant cette section était le plus important de la « *Wystawa* ». Là, se trouvaient réunis un très grand nombre de produits ressortissant à la brômatologie hygiénique, — depuis le pain bis vulgaire, et le pain de seigle de Graham, jusqu'aux vieux vins si respectés de l'époque du règne de Sobieski !

A l'entrée du pavillon se trouve, comme sur tous les points de l'Exposition, une statue emblématique. Nous voulons signaler celle-là (groupe de Cérès) parce que le prisme, qui sert de *piédestal* à la déesse des moissons, a un rôle utile et instructif des plus ingénieux. Peint sur les côtés, par bandes de diverses couleurs nettement superposées, il nous représente, d'une part, les diverses portions ou éléments anatomiques du corps humain; sur une autre figurent les composés chimiques du corps; sur une autre, la composition et la quantité de la ration alimentaire physiologique normale; sur une autre, le régime alimentaire des femmes, des enfants, des malades des hôpitaux etc., etc. Cet *enseignement par les yeux* est dû à deux de nos confrères, MM. Nencki et Nussbaum, qui ont rédigé, également dans ce sens, une brochure explicative très intéressante, distribuée à tout visiteur qui en faisait la demande.

Dans la section alimentaire se trouvaient réunis plus de 60 exposants. Je n'insisterai, naturellement, que sur les expositions qui présentent un intérêt pour l'hygiéniste.

Les Polonais de la classe aisée boivent ordinairement leur bière nationale (dont le goût, très agréable, rappelle celui des bières d'Alsace). Cette bière *(piwo)*, exempte jusqu'ici de toute falsification, tend heureusement à remplacer partout l'odieux alcool de pommes de terre. Les gens riches boivent également des vins de Crimée, qui ressemblent aux vins hongrois, et du pseudo-bordeaux, fabriqué avec du tan, du campêche et du petit vin autrichien, dont la couleur est relevée par le suc des baies de sureau ; (notre champagne est également très falsifié avec les petits vins de Crimée carboniqués artificiellement en Russie.)

Bières. — M. Jung a présenté une exposition très importante. C'est une sorte de *brasserie en miniature*, avec des modèles très artistiquement présentés de tous les appareils hygiéniques destinés au filtrage et à la fermentation des malts. J'y ai surtout remarqué *deux séchoirs, système Gecman*, différant des anciens, en ce sens que les ouvriers s'y trouvent absolument à l'abri des poussières et des températures élevées : ils se tiennent, en effet, dans les chambres avoisinantes, d'où *on les voit* faire descendre, à l'aide de manivelles, la table-séchoir, de plus en plus bas, jusqu'aux étages inférieurs (1).

---

(1) Sur ma recommandation, et grâce au bon vouloir de M. Barbe, ex-ministre de l'agriculture, la vitrine si remarquablement didactique de M. Jung a été réinstallée complètement au pavillon de la ville de Paris (Exposition de brasserie) grâce à l'intelligent concours de son collaborateur, M. Stanislas Rose. Elle a été fort remarquée et

**

Je signalerai aussi un modèle de wagon servant au transport des bières par voie ferrée ; et deux bouteilles renfermant, depuis quatre ans, de la bière préservée de toute fermentation par un bouchage hermétique spécial.

On voit ensuite les *neuf opérations de la brasserie* s'effectuer sous les yeux du visiteur, depuis l'orge en dépôt jusqu'à la bouteille de bière prête à être bue. Autour, sont réunis tous les produits, à tort ou à raison usités en brasserie : houblon, levains, fleurs, mélasse, résidus divers, amidon, sucre de pommes de terre, glycérine, quassia, aloès, acide picrique, racines de violettes, acide salicylique, etc.

Annexés à cette exposition d'objets naturels, se trouvent neuf *dessins* graphiques qui permettent de compléter le panorama : ces dessins offrent la description des procédés théoriques de la fabrication ; c'est la chimie industrielle de la brasserie, fort méthodiquement résumée en un élégant *synopsis*.

M. Milicer nous présente, en six bocaux, diverses substances nous indiquant les progrès de la fabrication de la bière, et dans sept autres, la valeur variable des déchets de la fabrication. Il nous permet ainsi de comparer, au point de vue de l'hygiène, la valeur alibile et hygiénique des quatre bières de Kulmbach, Vienne, Pilsen et Varsovie. Il nous expose, de plus, dans trente-quatre bocaux, les substances usitées pour la falsification des bières : aloès, noix vomique, colchique, daphné mezereum, fraxinus excelsior, poivre, cannelle, etc., et la comparaison des orges au point de vue protéique.

Vins. — MM. Milicer et Znatowicz ont exposé, dans des éprouvettes, la composition visible et pour ainsi dire tangible, de deux vins, que l'on peut ainsi résumer dans ce tableau :

honorée finalement d'un grand diplôme d'honneur, quoique l'Exposition de brasserie fût exclusivement nationale.

COMPOSITION P. 0/00	HONGRIE	BORDEAUX
Eau	856.6	899.9
Alcool	119.6	79.1
Extrait.	23.8	20.9
Glycérine.	5.4	3.6
Acides (succinique, etc.) . .	11.4	4.4
Glycose.	2.5	1.0
Cendres.	1.7	2.4

AUTRES SUBSTANCES. — M. Bukowski a pu également analyser, dans des éprouvettes analogues, divers échantillons de thés, de qualité variable, prélevés au hasard dans les dépôts de Varsovie ; des cafés crus et grillés, des cacaos, etc., avec leur teneur analytique en caféine et en théobromine, et les substances servant à la falsification de ces denrées.

La livre de *thé* coûtant six roubles se décompose ainsi : extrait, 38 p. 0/0 ; théine, 2,4 ; cendres, 6,6. On reconnaît les qualités inférieures à une moindre proportion d'extrait, tandis que la quantité des cendres est double ou triple : c'est ainsi que figurent, à côté de l'échantillon type ou étalon, des thés à 5 et 3 roubles la livre, profondément falsifiés par des arbustes étrangers et l'addition de gommes, etc.

Le pharmacien Mutniewski expose les diverses *plantes à sucre*, leur teneur en substance saccharines diverses, le miel et sa composition, etc. M. E. Neugebauer expose un nouveau procédé de fabrication du vinaigre ; M. Lesser, des machines usitées dans les laiteries modernes, ainsi que des tableaux indiquant la composition exacte du *lait des divers animaux* et les différences d'analyses du lait de vache, selon les modes d'alimentation de l'animal.

Le blé et la farine sont représentés par de nombreux spécimens en nature, et par des dessins de botanique microscopique fort curieux ; mais ils ne donnent lieu à aucun développement spécial.

La viande et ses altérations, les fruits, les légumes, champignons, huiles, graisses, etc., sont répartis selon les mêmes données méthodiques, en divers points du pavillon, et complètent heureusement la section alimentaire.

V. — Cuisines économiques.

Elles ont été fondées à Varsovie en 1867. Mais, depuis vingt ans, le nombre des indigents et le prix des denrées se sont tellement accrus, qu'on arrive bien difficilement aujourd'hui, à donner à tous les nécessiteux une nourriture hygiénique et bon marché. Grâce à quelques philanthropes, parmi lesquels il faut citer Mmes Rapacka et Swiergocka, on put, toutefois, introduire, dès 1880, de grandes améliorations dans l'institution des « tanie, kuchnie. » Les garçons sont aujourd'hui revêtus d'un uniforme ; les repas sont distribués, par portions, au moyen d'ustensiles fort propres, dans des salles à manger bien aménagées. Dans certains cas, les cuisines économiques sont autorisées à distribuer leurs repas au dehors.

Un *dîner ordinaire* comprend : un potage à 5 kopeks ; un bouilli garni, 6 kopeks ; un rôti de veau, mouton, bœuf ou porc, côtelette, viande farcie, etc., à 14 kopeks ; quant aux légumes, leur prix est de 4 kopeks et celui du pain est de 1 kopek. Le volume des portions distribuées est assez important pour que personne ne consomme jamais tout ce qui lui est offert.

A l'origine des « tanie kuchnie, » le prix du dîner était de 10 kopeks : mais la portion de viande n'était que de 18 onces, et fut portée, successivement, à 30, puis à 40 onces (1884).

La clientèle se compose principalement d'indigents en habit noir : artistes, professeurs, petits bourgeois, ouvriers d'art, employés de commerce, étudiants... Cette clientèle étant toujours pressée de finir son repas, on fut obligé d'augmenter singulièrement le nombre des garçons du restaurant (29 dans les deux cuisines).

J'ai visité, en détail, ces utiles institutions d'hygiène, qui arrivent à procurer à chacun une nourriture abondante et saine, sans réaliser jamais aucun bénéfice, Situées, 22, Podwalu, et près l'église Sainte-Croix, Krakowskiem Przedmiesciu, elles peuvent assurément servir de modèles et d'enseignement à toutes les institutions analogues : et quel est, hélas! le pays qui puisse dire : « Je n'en ai point besoin. »

Maintenant, quelques chiffres fournis par la direction, montreront l'importance sociologique des « tanie kuchnie ». Jusque fin 1886, elles ont délivré 8,008,211 portions à 3,150,600 personnes, parmi lesquelles 356,912 femmes. En 1886, on a délivré dans les deux cuisines :

Soupes	164,229	portions.
Bœuf bouilli	95,638	—
Rôtis garnis	155,324	—
Légumes	41,509	—
Pain	169,127	—
Dîners complets	204	—

coûtant ensemble 39,274 roubles 61 kopeks.

217,800 personnes ont fréquenté l'établissement, où se trouvaient, journellement, 520 hommes et 80 femmes. On a consommé : bœuf : 119,313 livres ; porc : 5,919 ; veau : 9,134 ; mouton : 6,926 ; filet : 4,765 ; langues : 833 ; saucisses : 1,727 ; tripes et foies : 1,995 ; poissons : 5,159 ; farine : 5,563 ; pommes de terre : 689 mesures ; choucroûte : 2,387 livres ; gruaux : 2 mesures 1/2 ; 5 qualités de graisses, de 8, 9, 8 1/2 et 6 ; riz : 2,309 livres ; macaroni : 3,704 ; crème : 614 mesures ; lait caillé : 2,291 mesures ; œufs 9,277 pièces ; pois : 13 koray ; champignons : 147 livres ; lard : 2,922 livres ; légumes pour 494 roubles ; produits sucrés : 639 roubles. On a brûlé pour 1889 roubles de charbon et employé 5,481 livres de beurre.

VI. — Eaux minérales et Climatothérapie.

D'après les renseignements précis fournis par M. le Dr Lubelski et par notre consul général M. Boyard, il existe, en Pologne, de nombreuses ressources aux points de vue hydro-minéral et climatérique, qui touchent de si près l'hygiène proprement dite :

I. — Les principaux établissements thermaux sont :

1° *Ciechocinek*, établissement très prospère par ses salines et sauneries; eaux chloro-iodo-bromurées.

2° *Busko*, sulfureuses faibles, iodo-chlorurées faibles.

3° *Solek*, très analogues à Busko.

4° *Naleczow*, *Slawinek*, *Gozdzikow*, *Inowlodz*, ferrugineuses.

II. — Comme établissements hydrothérapiques bien installés, je citerai ceux de Varsovie, Wiezbno, Gvodzisk, Naleczów, Nowe-Miasto.

III. — Enfin les stations climatériques et *sanatoria* de la Pologne sont :

Mienia (immenses forêts de pins), *Otwock* (id.), *Mrozy* (id.), *Pulawy* (eaux vives de Nowo-Alexandria), *Ojców* (à 473 mètres d'altitude) et enfin *Lysa Góra* (Mont Chauve), le point le plus élevé de l'ancien royaume de Pologne (598 mètres d'altitude).

La plupart de ces établissements hygiéniques sont ouverts de mai à septembre. Ce sont des buts de promenades et de villégiatures très fréquentés, où l'on fait la cure renommée du koumys et celle du kéfyr, avec ces laits fermentés fabriqués sur place.

A l'exposition d'hygiène de Varsovie figuraient, du reste, des plans en relief, graphiques et fort bien faits, sur ce sujet. Les cartes des eaux minérales de Pologne et la distribution, dans cet ancien royaume, des établissements d'hygiène hospitalière et d'assistance publique ont été dressées fort habilement par Mme Lubelska sous la direction de son sympathique mari.

(Je crois devoir insister également sur les intéressantes conférences de ce dernier, constamment suivies par plus de 200 personnes. Le Dr Lubelski, en traitant la question vitale des hôpitaux, ne manquait jamais l'occasion d'insister sur les traditions françaises et sur les anciennes relations de notre pays avec la Pologne. Il a fait surtout un magnifique éloge de la mission sociale et humanitaire de la France, lorsqu'il a traité de la Société de la Croix-Rouge.

Le savant praticien a également parlé, à diverses reprises, de la nécessité de créer des *refuges pour les phtisiques* dans les forêts résineuses de la Pologne; il a fait une conférence très curieuse sur les *petites maternités*, dont plusieurs ont déjà été établies à Varsovie; sur la possibilité d'arriver au *traitement gratuit* de tous les malades dans les hôpitaux, à l'aide d'un impôt de quelques centimes perçu, au moment de la déclaration de naissance, sur chaque enfant nouveau-né, etc. Outre l'intérêt économique et social de ces conférences, elles présentaient l'avantage incontesté de porter à la connaissance du grand public les *desiderata* qui restent à combler).

VII. — Exposition nosocomiale.

Une grande partie des hôpitaux polonais ont exposé, dans le pavillon spécialement aménagé dans ce but, les modèles, mannequins, lits, appareils, etc., usités en hygiène nosocomiale, dans ce pays. De plus, la Société russe de la Croix-Rouge a fourni l'installation complète d'un hôpital-baraque, tel qu'il fonctionne avec l'appui des autorités du pays. Les remarquables graphiques de Mme Lubelska indiquent avec précision tous les *desiderata* qu'il faut combler pour satisfaire aux besoins d'une installation complète de l'assistance publique dans les campagnes. Un grand nombre d'objets de pansement et de produits pharmaceutiques, dont la préparation, exclusivement polonaise, peut rivaliser avec celles de l'étranger, complètent l'exposition de ce pavillon.

C'est l'*hôpital des Enfants Malades* de la rue Alexandria, qui a exposé véritablement, le plus au complet, tout ce que doit comprendre un hôpital bien organisé. On y trouve jusqu'à l'appareil de Sayre, et d'autres, pour les opérations et les prothèses les plus délicates; un matelas à pile métallique de Volta *contre l'incontinence d'urine*, etc.; des modèles excellents de water-closets hygiéniques, des tableaux graphiques concernant le régime alimentaire des malades; des balances, cuvettes, tables d'opérations, etc., le tout très confortable et même luxueux. Cette exposition fait le plus grand honneur à Mme Auguste Potocki et au Dr Sikorski, organisateurs.

L'*hôpital évangélique*, sans rien nous offrir de bien nouveau, a également installé une bonne exposition.

L'*hôpital Saint-Esprit* a envoyé ses plans complets, avec ses baignoires, étuves, etc.; un excellent fauteuil pour convalescents (modèle polonais); le Dr Portner, une chaudière à inhalations, etc.

La *baraque Alexandre II* est fort luxueuse comme matelas et comme lits mécaniques : c'est excellent, quoique un peu cher, pour faire de la chirurgie en temps de guerre !

Parmi les *produits accessoires* de l'hygiène des malades, je signalerai : le lit d'accouchement hygiénique du Dr Kuncewicz, les appareils d'inhalation du Dr Malcz; les instruments du Dr Chwat : fauteuil à spéculum, irrigateurs et aspirateurs fort bien conçus.

La fabrique Valuto, de Lodz, dirigée par MM. Urbanowicz et Trzcinski a exposé les pansements du Dr Iodtiowski, les instruments de M. Weissblum, etc.

M. Stückgold, amateur, a exposé un modèle de petite

pharmacie de famille ; les sœurs Slavinck, des batteries électriques et de l'eau ferrugineuse artificielle, etc.

M. Osinski a exposé un appareil ingénieux (analogue à ceux qui fonctionnent dans certains cimetières d'Italie aux frais des particuliers, mais bien plus perfectionné), pour la *révélation de la mort apparente*. Il s'adapte aux doigts du mort ou du soi-disant tel, et met en mouvement une forte sonnerie, mue par une batterie électrique, dès qu'il se produit la moindre secousse musculaire

Le Dr Krajewski a exposé, à ses frais, une *salle d'opération*, assez analogue à celle de l'Enfant-Jésus, avec tables opératoires, pansements, irrigations, flacons antiseptiques, ligatures, gazes antiseptiques et ouates préparées, lavabo spécial pour la désinfection des mains de l'opérateur, *vêtements spéciaux hygiéniques pour l'opérateur* et ses aides, instruments variés, etc.

(Parmi les exposants de cette section, nous avons remarqué l'un de nos compatriotes, M. Barrié, cordonnier orthopédiste, établi à Varsovie depuis plus de 25 ans, et, d'après ce qu'on nous a dit, homme de bien avant tout. Ses formes pour le pied normal et pour le pied déformé nous ont paru des plus soignées.)

VIII. — Bactériologie et Microscopie médicale.

L'exposition du laboratoire du Dr Bujwid peut être signalée comme le véritable modèle d'un établissement scientifique complet, en parfaite harmonie avec les données actuelles de la science.

Je diviserai en quatre groupes la relation de cette remarquable Exposition technique :

1° Appareils employés dans la science bactériologique ;

2° Diverses sortes de bactéries, en culture ou dessinées ;

3° Tableaux graphiques des diverses analyses de l'air et de l'eau ;

4° Vaccination anti-rabique, méthode Pasteur.

I. Nous apercevons, d'abord, tout l'appareil technique nécessaire pour les préparations des bouillons de culture, la gélatine, la gélose, et le serum, qui sont les milieux artificiels où doivent se développer les bactéries. Une étuve est destinée à la stérilisation des tubes d'essais, plaques, éprouvettes et autres vases, à l'aide de l'air surchauffé à 150°; une seconde étuve à vapeur sert à stériliser les liquides; divers filtres servent à les clarifier; un thermostat très ingénieux s'applique à la culture des bactéries; plusieurs appareils pour les analyses de l'air et de l'eau; des microtomes; des couleurs d'aniline et autres, pour préparations; des aiguilles de platine pour semer les bactéries; divers microscopes, etc.

II. Les *bactéries*, dont le Dr Bujwid a exposé les cultures, se divisent en trois séries : celles de l'air, celles de l'eau et celles qui sont pathogènes pour l'homme et pour les animaux.

Parmi les bactéries de l'air, j'ai surtout observé avec attention une espèce étrange, qui produit sur la gélatine une coloration brunâtre, et se présente au microscope sous la forme de longs fils qui rappellent assez les cryptogames de moisissure : l'absence d'organes de fructification oblige de la classer, pourtant, parmi les bactéries.

Dans les bactéries de l'eau, l'attention s'arrête sur des espèces violacées que l'on rencontre (mais rarement) dans les boues : le Dr Bujwid a obtenu cette préparation en faisant l'analyse bactériologique de *grêlons* tombés au mois de mai à Varsovie (1).

Toutes les bactéries morbides sont représentées ici; celles du charbon et de ses deux vaccins, celles de la tuberculose, du choléra, de la pneumonie, de la fièvre typhoïde et du typhus, les bactéries d'Emmerich, de Denecke, de

____

(1) Ces bactéries sont si nombreuses qu'elles ne peuvent provenir que de l'eau : « On n'en trouve point trace dans l'air de Varsovie », nous affirme M. Bujwid.

Miller, de Chantemesse, de Finkler, etc.; celles de la septicémie des souris, du rouget porcin, du choléra des poules; le
staphylococcusaureus, le streptococcus pyogenes et erysipelatis, etc., etc.; le tout fort nettement et habilement préparé

III. Les tableaux comprenant les résultats des diverses analyses de l'eau et de l'air ne sont pas moins intéressants. On n'y retrouve point seulement cet esprit méthodique et topographique qui caractérise la *Wystawa w Warszawie*; mais le caractère polonais, lui-même, s'y révèle,
avec toutes ses qualités de *précise* observation et sa puissante et vive ingéniosité.

Nous y voyons que l'eau de la Vistule, non filtrée, lorsque le fleuve est bas, contient de 400 à 500 bactéries, tandis que, filtrée, elle n'en contient que 60 à 100 par centimètre cube. Lorsque la Vistule monte, les résultats sont
tout à fait différents: un centimètre cube d'eau non filtrée
renferme de 100 à 120,000 bactéries; filtrée, 4 à 500. Quant
à l'eau des puits, le chiffre ne dépasse guère 60 à 150.

Les analyses de l'air nous montrent: que l'air calm e et
froid contient très peu de bactéries (de 14 à 80 pour 10
litres), tandis que, chaud et agité par le vent, l'air en renferme de 120 à 180; l'air des sous-sols, de 400 à 450, celui
du théâtre et des salles d'étude après les leçons de 300 à
350; celui des laboratoires 420, etc., etc.

IV. — Dans un coin de la section, se trouvent des cages,
renfermant les lapins inoculés, par trépanation, avec le
virus rabique recueilli dans la moelle aux diverses périodes de l'affreuse maladie. On y voit des animaux inoculés
depuis un an et traités ensuite par la *méthode Pasteur*:
ils se portent fort bien aujourd'hui.

En face, dans une armoire vitrée, se trouvent placées
les moelles provenant de lapins inoculés. Les unes sont
fraîches et les autres desséchées par la potasse caustique.
Enfin, sont exposés tous les instruments usités pour la
célèbre méthode préventive: trépans, scalpels, aiguilles de
Reverdin, seringues de Pravaz, etc.

Nous avons pensé qu'il serait intéressant d'avoir quelques renseignements sur les résultats pratiques de la méthode, d'autant plus qu'ils n'ont point encore été livrés à la publicité. La statistique des sujets mordus traités à Varsovie par le Dr Bujwid est la suivante : Jusqu'au 1er juillet 1887, 220 individus ont été inoculés ; 85 fois 0/0, la rage des animaux qui les avaient mordus a été scientifiquement constatée par l'inoculation du lapin ou par une autopsie *concluante* du médecin et du vétérinaire. Dans les 15 cas 0/0 qui restent, la rage de l'animal a été plus ou moins suspecte. 35 personnes mordues n'ont pas été l'objet d'inoculations, parce que leurs blessures étaient insignifiantes, et que l'animal était reconnu peu suspect.

Conclusion générale : Parmi les inoculés, 2 seulement ont succombé, ce qui fait une mortalité de 1,06 p. 0/0 : proportion sensiblement analogue à celle de l'Institut Pasteur.

Nous arrêtons ici le compte-rendu de la section bactériologique ; son exposition fort bien comprise, a été suivie avec faveur par le grand public, auquel s'adressaient des conférences familières sur la question. Le Dr Bujwid les a réunies en brochure (de langue polonaise, naturellement) sous le titre : *Cinq conférences sur les bactéries.* Il y rend compte du rôle joué dans la police sanitaire du globe par ces infiniment petits, et suppute l'avenir probable réservé, en biologie, à la recherche bactériologique bien faite.

IX. — Anatomie pathologique appliquée à l'hygiène.

A côté du laboratoire du Dr Bujwid, figure une autre section, occupant deux compartiments et arrangée par un groupe de médecins, avec une précision des plus scientifiques. J'y remarque, d'abord, les très beaux dessins du

Dr Skabierewski, représentant les parasites végétaux et animaux les plus importants en hygiénographie; une série de flacons renfermant *in natura* tous les tænias, trichocéphales, ixodes, strongles, échinocoques du foie et de la rate, kystes hydatiques du cœur, etc. Ces dernières préparations, ainsi qu'un échantillon très rare de muscles humains trichinisés, sont dues au Dr Przewowski, agrégé et prosecteur de l'Université.

Diverses cultures dans la glycérine, l'agar-agar, le bouillon, etc., ont été faites, par le Dr Jakowski, des parasites de l'érysipèle, du charbon, de la phtisie, etc. Les Drs Mayzel et Hering ont exposé leurs préparations d'anatomie pathologique de la *tuberculose*, bien connues de tous les savants; M. Berent, son *thermostat* à ventilation permanente; le Dr Vorstaedter son bactériomètre très ingénieux, le Dr Nicolas Brünner ses microtomes et ses nouveaux porte-objets.

On voit que la bactériologie est très avancée (ainsi que toutes les études d'histoire naturelle, du reste) à l'Université de Varsovie. Je ne veux point omettre de signaler une intéressante découverte, due récemment à M. Bujwid: il s'agit d'une nouvelle réaction chimique, pour reconnaître aisément les parasites du choléra asiatique: l'acide chlorhydrique pur donne à la culture une coloration rouge foncée caractéristique; tandis que les autres préparations (telles que celles de la cholérine, de la diarrhée de Cochinchine et des parasites de Prior-Finkler) ne changent point de couleur sous l'action de l'acide chlorhydrique.

L'exposition des épiphytes de la pomme de terre et celle des micro-organismes des diverses maladies était nettement installée. Parmi les travaux expérimentaux dont l'étude était offerte au public, j'ai remarqué les poumons d'un lapin mort en quatre semaines de tuberculose miliaire aiguë, après inoculation, à la veine jugulaire, de préparations bacillo-tuberculeuses; un autre poumon de lapin, mort en huit jours, après inoculation d'une culture d'*aspergillus fumigatus* (mycosis aspergellina) : une belle préparation des *scolex* du tissu cellulaire. (Afin de permettre au visiteur de mieux s'orienter, chaque préparation naturelle est accompagnée d'un dessin schématique en couleur et très agrandi).

Les conférences pratiques de la section étaient toujours accompagnées d'inoculations sur de petits animaux, lapins, cabiais, souris blanches, etc., sans réussir à émouvoir aucune de ces sensibilités anti-vivisectionnistes (autant dire *anti-scientifiques*) de mauvais aloi, qui se manifestent si volontiers en Angleterre, en Allemagne et dans tous les pays protestants.

L'outillage spécial à l'anatomie pathologique, ciseaux, rasoirs, aiguilles et pinces de Porcewoski, thermostat et régulateurs de Bérent, microtomes de Brüner, etc., ainsi qu'une bibliothèque remplie d'ouvrages spéciaux et renfermant tous les atlas d'histologie et de bactériologie connus, attestaient, pour tout visiteur, le degré élevé du développement de la médecine scientifique en Pologne.

X. — Hygiène urbaine et Génie civil.

La plupart des objets exposés dans cette section figuraient dans les annexes des bâtiments, et ne nous offraient rien de bien nouveau. La canalisation souterraine actuellement faite à Varsovie ; le modèle de maison salubre, analogue à celles qui figuraient à l'*Hygien's Austellung* de Berlin, et à la *Health's Exhibition* de Londres ; les filtres, modèles de chaussées, de fosses d'aisances, etc., peuvent nous arrêter un instant.

Le canal des égouts nouveaux varsoviens a 60 pieds de long sur 6 de haut ; l'intérieur est en briques ; il présente un aspect assez conforme aux données modernes.

Les filtres sont également tous de systèmes connus. Les chaussées sont carrelées en granit avec trottoirs recouverts d'asphalte de Val-de-Travers. (Un curieux *pavage en fer* est usité à Varsovie pour les chevaux ; d'après mes renseignements, s'il est économique, il donne des résultats déplorables pour la santé des chevaux, surtout en hiver.)

La Compagnie d'assainissement expose des tonneaux hermétiques et une pompe aspirante et foulante s'appliquant au mélange des solides et des liquides ; plusieurs modèles de water-closets désinfectés par la *poudre de tourbe* provenant de Nowy-Dwor, près Varsovie. Cette poudre (dont les propriétés désinfectantes nous ont semblé participer du pouvoir absorbant et désodorant physique de la terre sèche, et des propriétés antiputrescibles du tannin) est encore préférable à la poudre d'Otwock, qui est d'un usage populaire en Russie pour la désinfection des cabinets d'aisances.

En résumé, l'hygiène urbaine était la *partie faible* de la Wystawa (nous avons vu pourquoi, dans les *généralités*, et nous n'insisterons point dans des explications dont on pourrait nous reprocher l'opportunité).

XI. — Hygiène des habitations, professions et industries.

Un grand nombre d'objets exposés ont trait à l'aménagement intérieur des maisons : de splendides cheminées, des poêles monumentaux en faïence, dont on ne saurait se faire une idée sans les voir ; des ventilateurs, baignoires, cuisines à gaz, parquets divers, ciments, lits de modèles variables, etc., attestent la vitalité et l'ingéniosité de l'industrie polonaise. M. Granzow a exposé un nouveau système de construction *en briques creuses*, que tous les hygiénistes ne peuvent qu'approuver.

M. Ritter expose *l'exsiccator*, sorte de composé d'huile et de substances antiseptiques, dont il imprègne les murs pour les préserver de l'humidité et des parasites végétaux et animaux. M. Ciszemwski présente aussi une substance analogue, la *goudronite*, pour préserver les logements des insectes et autres animaux.

Une *étuve* de désinfection, analogue à celle de la blanchisserie et teinturerie de Grochow, a été exposée par **M. Ch. Geber** : c'est un appareil en bois, assez analogue à celui de Geneste et Herscher, et qui fonctionne au moyen de la vapeur d'eau surchauffée sous pression.

Une exposition, bien destinée à l'enseignement par les yeux, était celle des divers *cubes d'air*, représentant : l'air normal, l'air des théâtres au commencement et à la fin du spectacle, aux places de stalles et aux troisièmes galeries ; l'air d'une maison bien et mal ventilée ; l'air du meilleur hôpital de Varsovie pendant le jour et pendant la nuit. Chacun de ces cubes représentait, *in vitro*, les analyses fort exactement faites, à l'occasion de la *Wystawa*, par divers chimistes compétents.

Le même esprit méthodique d'instruction populaire se retrouve dans les appareils de cuisine, dans le pavillon destiné à la vaccination, etc., etc.

A propos de *l'éclairage*, l'ingénieur Holowinski a dressé, d'après ses propres expériences et celles du professeur Herrmann Kohn (de Vienne), un tableau, de plusieurs mètres de long, résumant les diverses intensités lumineuses du gaz, des lumières électriques de source variée, du pétrole, des huiles végétales et des diverses bougies : cette comparaison est faite aux points de vue hygiénique, économique et financier, et l'on y trouve indiquées les dépenses faites par les grandes villes du monde pour leur éclairage, dépenses toujours comparées avec l'intensité de cet éclairage lui-même. C'est un travail considérable, qui a coûté plusieurs années d'études à son auteur.

Dans *l'hygiène industrielle*, la fabrique de Zyrardow

expose ses pompes à incendie qui n'ont rien de bien curieux. Le Dr Swiatlowski, inspecteur des fabriques, expose divers appareils de *prophylaxie industrielle:* une scie mécanique recouverte d'une épaisse enveloppe en fil de fer (système Nusperli et Kamienski), appareils Rau, Lilpop et Cie étalés dans le kiosque d'éclairage électrique de M. Abakanowicz; lunettes, conserves, masques divers et autres appareils destinés à préserver l'ouvrier contre les poussières industrielles, etc., etc. Comme appareil nouveau, j'ai remarqué, dans cet ordre d'idées, *celui* de *M. Grubienski*, destiné à préserver les *tisserands* contre les particules échappées au tissage, dont le danger pour les poumons est notoirement si considérable. Cet appareil consiste simplement en un petit sac communiquant avec la quenouille qu'il englobe: il a semblé pratique, commode et économique, et personne, jusqu'ici, n'y avait encore songé.

La Compagnie Varsovienne des *chemins de fer* a pris une part active à la *Wystawa*, en installant sa chambre-modèle de sauvetage avec fauteuils, tables, lavabos, boîtes à pansements, water-closets, etc. On y trouve tout ce qui peut servir à donner des soins. Cette chambre existe dans les principales stations : de plus, d'après les ordres du médecin en chef Sliniecki, chaque chef de train a sous la main tout ce qu'il faut, pour porter secours à un voyageur à un moment donné.

Tout le long de la voie ferrée, se trouvent des *Avis au public* rédigés dans les termes les plus complets.

Les chemins de fer de la Vistule ont aussi exposé leur poste de secours, ainsi qu'un modèle de wagons-sanitaires pour le transport des cholériques, construit d'après les plans du Dr Latocki l'année dernière.

A côté des signaux, lanternes, aiguilles, etc., on remarque plusieurs appareils pour le diagnostic du daltonisme, parmi lesquels celui de Stilling et ceux de *Daae in Kragerö* (Norvège) nous ont paru les plus pratiques.

Un Varsovien, M. Petsch, a exposé un système très pratique pour remédier rapidement aux *accidents de chemin de fer*. On n'a qu'à arracher le fil télégraphique qui longe la voie, et à l'adapter à un appareil spécial, qui enregistre, sans que l'on ait besoin de rien y connaître, tout ce qui est nécessaire pour prévenir plusieurs stations voisines, de l'accident survenu sur la voie.

XII. — Cosmétiques.

Cette partie de l'Exposition, très importante à cause de la coquetterie bien connue des femmes polonaises, a été confiée à la direction de M. Wenda, rédacteur du journal polonais : *Les connaissances pharmaceutiques*.

On peut en faire la description suivante :

1° *Histoire et ethnographie* — On y retrouve, appuyée sur la Bible et sur le témoignage des auteurs anciens, l'exposition rétrospective des procédés usités chez les Grecs, les Romains et les Hébreux pour l'hygiène de la beauté. Je signalerai surtout une vitrine très complète, renfermant les anciens cosmétiques du royaume de Pologne, notamment au XVI° siècle, et les fards, teintures, dentifrices, etc., usités en Perse, Arabie, Turquie, Caucase,... autrefois et de nos jours.

2° *Europe contemporaine* — Exposition théorique de tous les fards rouges et blancs, cold-creams, poudre de riz, élixirs, etc., usités actuellement ; leurs applications, leurs avantages et inconvénients sont parfaitement mis en lumière.

3° *Teintures pour les cheveux*, avec échantillons de cheveux teints et décolorés par divers procédés : expériences et exhibition publiques qui furent une des attractions de la *Wystawa*, surtout pour le beau sexe, naturellement.

4º Collection très complète des *parfums animaux* : musc, ambre, etc.

5º Collection des *huiles et essences vraies* obtenues par distillation.

6º *Parfums réalisés par la synthèse chimique* : néroline, vanilline, héliotropine, coumarine, wintergre en artificiel, essence de mirbane, etc. ; pour l'instruction du public, et le diagnostic différentiel des parfums naturels et des parfums chimiques, cette partie de l'exposition était excellente.

7º *Savons divers*, hygiéniques, médicinaux, etc. Exposé des falsifications usitées pour les savons de toilette ; surcharge de talc, farines, craie, gypse, baryte, etc. ; inconvénients des savons mal fabriqués. Savons noirs et gris, savons sodiques pour le blanchissage ; leurs falsifications par addition d'eau, etc.

En Pologne, les savons de toilette, quoique de qualité peut-être inférieure aux savons français et anglais, sont pourtant fabriqués honnêtement, et selon l'hygiène. Ils sont ordinairement additionnés de 25 à 50 0/0 de résine, qui leur donne une action spéciale excellente (ainsi que je l'ai constaté) pour le blanchiment et le nettoyage de la peau. Parmi les savons étrangers, les produits parisiens étant trop chers, on voit surtout, en Pologne, des savons allemands à l'huile de palme ou de coco : ces savons, qui renferment de 60 à 70 0/0 d'eau, moussent abondamment et laissent après leur usage une odeur désagréable. Ils se vendent malheureusement, à cause de leur bon marché apparent : mais c'est au grand détriment du consommateur et au bénéfice illicite du fabricant. L'incompétence du public se révèle aussi dans l'usage des fards toxiques à la céruse et au vermillon, également d'origine allemande.

8º *Autres produits.* — Les teintures pour cheveux sont toutes de provenance étrangère ; les pommades ne sont pas usitées ; les parfums parisiens et marseillais sont moins en honneur que les parfums anglais (il n'y a que très peu de parfums allemands vendus en Pologne). Depuis quelque temps, les Varsoviens s'attachent à distiller, non sans succès, leurs plantes nationales : ils ont présenté, ainsi à l'Exposition, des essences fort appréciées.

J'ai remarqué une foule de pâtes et de compositions pour les mains : la préoccupation d'avoir *de belles mains* est, en effet, l'une des dominantes de la coquetterie polonaise.

(La loi n'a aucune sévérité pour les cosmétiques dangereux et nuisibles : ce qui explique la valeur et le succès de l'Exposition de MM. Wenda et Wiorogórski ainsi que de leurs conférences et brochures sur cet important chapitre de l'hygiène individuelle.)

XIII. — Appendice et Conclusion.

L'ENSEIGNEMENT DE L'HYGIÈNE est obligatoire dans toutes les Universités médicales en Russie, et à Varsovie par conséquent. Les étudiants des deux dernières années sont tenus d'y assister, et le cours occupe cinq heures par semaine. Le programme, comprenant : l'air, l'eau, le sol, l'habitation, la ventilation, le chauffage, l'éclairage, le vêtement, l'évacuation des immondices, l'hygiène de la nutrition, l'épidémiologie, la statistique, l'anthropométrie et la police sanitaire, — *est entièrement traité dans une année.* Il existe, en outre, à l'Université, un *laboratoire*, fort bien installé, où les élèves bénévoles sont, à tour de rôle, exercés aux manipulations et recherches pratiques du domaine hygiénologique.

L'INSPECTION SANITAIRE SCOLAIRE n'existe guère que pour les établissements d'enseignement secondaire. Cette partie importante de l'hygiène des cités a été, jusqu'ici, assez négligée en Pologne : ce n'est guère que dans la capitale de la Russie que l'on peut trouver trace d'une organisation proprement dite.

Je n'ai point à insister, dans mon rapport, sur ces questions, de domaine *russe et officiel :* mon but ayant été de donner une idée à mes collègues de la manifestation, *exclusivement polonaise,* et due entièrement à l'initiative privée, dont Varsovie a le droit de s'enorgueillir aujourd'hui : *l'Exposition d'hygiène de 1887.*

En terminant, je tiens à remercier ici, publiquement. de leur cordial et fraternel accueil, MM. Boyard, consul général de France, et le Dr Lubelski, médecin du consulat, grâce auxquels ma tâche de rapporteur est devenue aussi agréable que facile à remplir. Je remercie, enfin, mon éminent maître, M. le Dr Leroy de Méricourt, qui a bien voulu faire de ce mémoire un rapport élogieux, à la Commission ministérielle des missions scientifiques.

TABLE DES MATIÈRES

IMPRIMERIE CENTRALE DES CHEMINS DE FER — IMPRIMERIE CHAIX
RUE BERGÈRE, 20, PARIS. — 26206-7.

PRINCIPALES PUBLICATIONS DE LA SOCIÉTÉ

(1877 à 1880)

N° 1. D' DE PIETRA SANTA. Société française d'hygiène, sa raison d'être, son but, son avenir; broch. in-8°, 1877.

N° 2. M. C. TOLLET. (La) Réforme du casernement et les bains-douches; broch. in-8° avec tableaux et planches, 1877.

N° 3. D' DE PIETRA SANTA. Les Hospices marins et les Écoles de rachitiques (participation de la Société française d'hygiène à l'Exposition de 1878); broch. in-8°, 1878.

N° 4. M. PLACIDE COULAS. Du Choix d'un état au point de vue hygiénique et social (participation de la Société française d'hygiène à l'Exposition de 1878); broch. in-8°, 1878.

N° 5. D' R. BLACHE. Étude sur les Biberons; Rapport à la Société; broch. in-8°, 1879.

N° 6. ASSAINISSEMENT DE PARIS. Épuration et utilisation des eaux d'égout de la ville (Presqu'île de Gennevilliers et forêt de Saint-Germain). Documents divers; broch. in-8°, 1880.

N° 7. GUIDE DU VACCINATEUR. Les deux Vaccins; broch. in-18 avec figures, 1881.

N° 8. HYGIÈNE ET ÉDUCATION DE LA PREMIÈRE ENFANCE. Cette brochure de la Société (MM. Blache, Laurent de Lamarrière et Ménière d'Angers, rapporteurs) in-18, a eu sa 1re édition en 1879 et sa 2e édition en 1883 (chacune tirée à 10,000 exemplaires).

N° 9. HYGIÈNE ET ÉDUCATION DE LA DEUXIÈME ENFANCE (MM. R. Blache, A. Houles et Le Coin, rapporteurs), in-18, Paris, 1882. — 2e édition 1884.

N° 10. ASSAINISSEMENT DE PARIS (Les Odeurs de Paris et les Systèmes des Vidanges); broch. in-8°, 1882.

N° 11. ANNUAIRES DE LA SOCIÉTÉ. Statuts. — Bureau, Comités d'études. — Renseignements divers, Liste générale des membres; broch. in-8°, 1880, 1882, 1884, 1887.

N° 12. D' DE PIETRA SANTA. Trichine et Trichinose aux États-Unis; broch. in-8°, 1885.

N° 13. HYGIÈNE ET ÉDUCATION DE LA DEUXIÈME ENFANCE (Période de 6 à 12 ans) (MM. R. Blache, A. Houles et Le Coin, rapporteurs); broch. in-18, 1886.

N° 14. HYGIÈNE ET ÉDUCATION DE L'ENFANCE (de la naissance à 12 ans). Réunion des trois brochures précédentes; vol. in-8°, Paris, 1886.

N° 15. D' DE PIETRA SANTA. Organisation des services de l'hygiène publique en France; broch. in-8°, 1887.

N° 16. D' BINYAC. Une colonie scolaire (vacances de 1887); broch. in-8°, 1887.